101 Wege zu weniger Stress

101 Wege zu weniger Stress

Einfache Selbstfürsorge-Strategien, die GEIST, SEELE und PSYCHE stärken

DR. CAROLINE LEAF

Grace today VERLAG

Die amerikanische Originalausgabe erschien im Verlag
Baker Books unter dem Titel *101 ways to be less stressed.*

Die Deutsche Nationalbibliothek verzeichnet diese Publikation in der Deutschen Nationalbibliografie; detaillierte bibliografische Daten sind im Internet über https://dnb.de abrufbar.

Umschlaggestaltung: Baker Books
Corporate Design: spoon design, Olaf Johannson
Übersetzung: Gabriele Kohlmann
Satz: Grace today Verlag
Druck: CPI – Clausen & Bosse, Leck
Printed in Germany

2. Auflage 2023

Taschenbuch: ISBN 978-3-95933-189-0, Bestellnummer 372189
E-Book: ISBN 978-3-95933-190-6, Bestellnummer 372190

www.gracetoday.de

Einführung

Viele von uns achten auf ihre körperliche Gesundheit; wir verbringen Zeit im Fitnessstudio, besuchen Pilates-Kurse oder gehen joggen. Dabei vergessen wir oft, auch an unserer geistigen Gesundheit zu arbeiten. Unser Verstand ist die Quelle all unserer Gedanken, Worte und Handlungen; wenn also unser Denken nicht gesund ist, wird auch unser Leben nicht gesund sein – selbst wenn wir siebenmal die Woche trainieren und jeden Tag Grünkohl essen.

Es ist sehr wichtig, Zeit für die mentale Selbstfürsorge aufzuwenden und Wege zu finden, weniger gestresst zu sein. Denn mentale Stärke und Widerstandsfähigkeit bringen uns durch schwierige Zeiten und helfen uns, in jedem Lebensbereich erfolgreich zu sein. Wenn unser Geist stark ist, können wir uns jeder Situation stellen; aus Überlebenskampf wird dann erfülltes Leben.

Das Leben kann zweifellos sehr herausfordernd sein. Wir sind ständig mit stressigen Situationen konfrontiert: bei der Arbeit, zu Hause, in der Schule, beim Autofahren ... einfach überall, und oft machen wir mit unserer Reaktion alles noch schlimmer. Wenn wir uns von unseren Gedanken und Emotionen zu sehr beherrschen lassen, kann das unser geistiges und körperliches Wohlbefinden stören. Unkontrollierte Gedanken und Emotionen laufen Amok im Gehirn und verursachen ein neurochemisches Chaos, das uns unruhig macht, unser klares Denken beeinträchtigt und uns Informationen nicht mehr richtig verarbeiten lässt. Zusammengenommen ist diese Verkettung eines der größten Hindernisse auf dem Weg zum Erfolg; sie kann zur Entwicklung weiterer toxischer Denkgewohnheiten führen und unsere Seele krank machen.

Hier ist die gute Nachricht: Unser Verstand ist unglaublich stark und ungeheuer leistungsfähig. Während wir denken, kann sich unser Gehirn verändern (man nennt diese Eigenschaft Neuroplastizität) und neue Gehirnzellen wachsen lassen (dies wird als Neurogenese bezeichnet). Wenn wir die gewaltige Kraft unseres denkenden Geistes nutzen, können wir den Herausforderungen des Lebens standhalten und an ihnen wachsen. Wir können unsere Gedanken gefangen nehmen und die Art und Weise ändern, wie wir denken, reden und handeln.

Unser Verstand ist überaus gut gerüstet, sich diesen Bewährungsproben zu stellen und sie zu meistern – wir müssen nichts weiter tun, als auf *gute Weise zu denken.* Geistig gesunde Menschen können alle Herausforderungen des Lebens bewältigen. Indem wir unser Denken ändern und mentale Selbstfürsorge zu einem Teil unseres Lebens machen, können wir unsere Denk- und Lebensweise dauerhaft verbessern.

Dieses Buch ist als Leitfaden gedacht; es soll dir helfen, die einzigartige Macht deines Verstandes und die Wirkkraft deiner Entscheidungen zu verstehen. Es ist im Grunde das Einmaleins der mentalen Selbstfürsorge und gibt Anfängern 101 einfache Selbstfürsorge-Strategien an die Hand, die auf Geist, Seele und Psyche stärkend wirken. Für das Arbeiten mit diesem Leitfaden empfehle ich folgende Vorgehensweise: *Fragen, antworten, erneut betrachten.*

Diese drei Aktionen kennzeichnen den gezielten und bewussten Prozess des Lernens, der zu einem intelligenten Gedächtnis führt, das mehr zu leisten vermag als die bloße Aufnahme von Informationen – denn die sind bald wieder vergessen.

Als Erstes stelle *Fragen*. Besorge dir ein Tagebuch oder nimm ein Notizbuch und liste darin ein paar Fragen zu dem jeweils zuvor gelesenen Tipp auf. Du könntest dich zum Beispiel fragen: *Hatte ich schon mal das Gefühl, nicht gut genug zu sein? Mit den Umständen des Lebens nicht zurechtzukommen? Wie habe ich darauf reagiert? Welche Auswirkungen hatte das auf mein Leben?* Deine Fragen sollen den Ausgangspunkt für einen inneren Dialog bilden, etwa so, wie du und ich bei einer gewöhnlichen Unterhaltung miteinander reden würden.

Als Nächstes *beantworte* diese Fragen. Hier wendest du den gelesenen Tipp auf dein eigenes Leben an, indem du dich detailliert mit den Fragen in deiner Liste beschäftigst. Denke dabei immer daran, dass es in diesem Teil keine »richtigen« oder »falschen« Antworten gibt. Du beantwortest deine eigenen Fragen, die von deinen persönlichen Erfahrungen und deiner individuellen Art des Denkens, Fühlens und Entscheidens geprägt sind.

Als Letztes folgt die *erneute Betrachtung*. Mithilfe deines Tagebuchs erforschst du deine Gedanken, Worte und Handlungen noch etwas genauer, denkst über den Tagestipp für mentale Selbstfürsorge nach, ergänzt deine Beobachtungen und überlegst dir praktische Möglichkeiten, wie du dein Denken und dein Leben ändern kannst.

Wie schaut's aus? Bist du daran interessiert zu lernen, wie du die unglaubliche Macht deines Verstandes nutzen kannst, um den Herausforderungen des Lebens nicht nur standzuhalten, sondern an ihnen zu wachsen? Ganz gleich, welche Schwierigkeiten das Leben mit sich bringt: Wenn du die Kunst der mentalen Selbstfürsorge beherrschst, wirst du Geist, Seele und Verstand stärken und dein Leben erfolgreich meistern.

1 | Lege Wochenziele fest

Lege zu Beginn jeder Woche deine Wochenziele fest; berücksichtige auch etwas Zeit für Spaß und für »Denker-Momente«, in denen du dich aus dem Alltag ausklinkst, um einfach deine Gedanken schweifen zu lassen und zu meditieren. Das hilft dir, dich mental auf die vor dir liegende Woche vorzubereiten; es fördert deine Stressresilienz und gibt dir Zeit, deine Gedanken zu ordnen. Was sind deine Ziele für diese Woche? Wann ist für dich der richtige Zeitpunkt, deine neuen Wochenziele festzulegen?

2 | Sei offen und ehrlich

Die meisten Streitereien und Missverständnisse kommen daher, dass wir nicht klar und ehrlich sagen, wie wir uns fühlen und was wir wollen – entweder, weil wir erwarten, dass andere es einfach wissen, oder weil wir Angst haben, offen über unsere Gefühle zu sprechen. Die Lösung: Übe dich darin, offen, klar und ehrlich über deine Absichten und Ziele zu reden und dabei sanft und freundlich zu sein. Welche deiner Vorhaben würdest du wichtigen Menschen in deinem Leben gerne mitteilen?

3 | Finde heraus, was dein Körper braucht, und mach es zur Priorität

Die Darmflora – das sind die Mikroorganismen im Verdauungssystem – existiert nicht nur, um uns beim Nahrungsabbau zu helfen. Zwischen Gehirn und Darm findet ein ständiger Austausch statt. Der Darm, genau wie das Rückenmark, verfügt über ein eigenes erstaunliches Netz von Neuronen. Für die geistige Gesundheit ist die Beziehung zwischen Darm und Gehirn unglaublich wichtig. Mache daher Darmgesundheit zu einer Priorität: Höre auf deinen Körper und achte darauf, was du isst.

4 | Wenn du in Panik gerätst, konzentriere dich auf etwas anderes

Wenn du merkst, dass du panisch wirst, suche dir ein fixes Objekt, auf das du deine volle Aufmerksamkeit richtest. Wähle einen gut sichtbaren Gegenstand und nimm bewusst und konzentriert so viele Details wie möglich in dich auf: Beschreibe dir selbst Muster, Farbe, Form und Größe des Gegenstands. Konzentriere deine gesamte Energie auf dieses Objekt, um die Paniksymptome unter Kontrolle zu bringen.

5 | Baue »Denker-Momente« in deinen Tagesablauf ein

Wenn du Zeiten schaffst, in denen du nach außen abschaltest und in dich gehst und deinen Verstand einfach wandern lässt, förderst du damit deine Gehirngesundheit. Diese »Denker-Momente«, bei denen der Verstand umherschweifen und träumen darf, geben deinem Gehirn eine Pause und erlauben ihm, neu zu starten und sich zu regenerieren. Das wiederum macht dein Denken klarer und erhöht deine Problemlösungsfähigkeit. Baue also bewusst immer wieder »Denker-Pausen« in deinen Tag ein, insbesondere dann, wenn du dich gestresst fühlst: Blende die Außenwelt für ein paar Minuten aus und konzentriere dich nur auf das Innere; bleib einfach ruhig sitzen und träume oder meditiere ein wenig. Hast du schon eine Idee, wie du öfter mal »Denker-Momente« in deinen Alltag integrieren kannst?

6 | Betrachte Panikattacken nicht als Teil von dir

Sag niemals »meine Panikattacken«. Wenn du sie zum Teil deiner Identität erklärst, könnte sich das als selbsterfüllende Prophezeiung erweisen, denn das, woran du denkst und woran du glaubst, nimmt in deinem Gehirn immer mehr zu und bestimmt letztendlich dein Reden und Handeln. Sieh solche Panikattacken einfach als Reaktion an – wie eine Allergie. Lass nicht zu, dass sich bei dir der Gedanke verfestigt, Panikattacken seien Teil deines Wesens.

7 | Dusche oder bade warm vor dem Zubettgehen

Wenn du Schwierigkeiten hast mit dem Einschlafen, dann ist dieser Tipp für dich: Neuere Untersuchungen zeigen, dass eine warme Dusche oder ein warmes Bad vor dem Zubettgehen sowohl das Einschlafen erleichtert als auch die Schlafqualität verbessern kann.

8 | Werde kreativ

Fühlst du dich deprimiert, nervös oder immer im gleichen Trott? Dann gib dir einen Schubs und tu etwas Kreatives. Kreativität stärkt das Selbstvertrauen, führt zu mehr »Denker-Momenten«, die für die geistige Gesundheit wichtig sind, und fördert die Vorstellungskraft, was bei der Lösung von Problemen und der Bewältigung von Alltagsfragen hilft! Probiere daher neue Hobbys aus und plane mehr Zeit für kreative Beschäftigungen ein. Hier ein paar einfache Ideen: Lege dir ein Malbuch oder einen Kritzelblock auf den Schreibtisch; finde heraus, ob du Spaß hast an Dingen wie Schreiben, Komponieren, Malen, Kochen, Backen oder Puzzeln.

9 | Halte dein Gehirn jung und gesund

Mit diesen Maßnahmen sorgst du dafür, dass dein Gehirn fit und jung bleibt:

1. Entgifte täglich Geist, Gehirn und Körper.

2. Kümmere dich jeden Tag um den Aufbau deines Gehirns.

3. Sorge für genügend erholsamen Schlaf.

10 | Nimm genügend Omega-3-Fettsäuren zu dir

Omega-3-Fettsäuren sind lebenswichtig für die Gesundheit unseres Gehirns, denn sie tragen zum Aufbau und zur Stärkung der Myelinscheide bei. Von deren Zustand hängt ab, wie schnell und effizient wir Informationen erfassen und verarbeiten. Eine beschleunigte, verlustärmere Informationsverarbeitung wiederum steigert die kognitive Leistungsfähigkeit. Dies wirkt sich rund um die Uhr positiv auf die Funktionsweise von Gehirn und Körper aus und fördert somit unsere geistige und physische Gesundheit. Nimm nach Möglichkeit mehr Lebensmittel in deine Ernährung auf, die Omega-3-Fettsäuren enthalten, wie Wildlachs aus nachhaltiger Fischerei, Leinsamen, Chiasamen, Walnüsse usw.

11 | Achte auf deine Gedanken

Wenn es ein Problem in deinem Leben gibt, können die Entscheidungen, die du im Zusammenhang damit triffst, deine Lage verschlimmern oder aber verbessern. Du kannst dich entscheiden, über das Problem nachzugrübeln, wodurch sich eine toxische Gedankenstruktur in deinem Gehirn bildet, die deiner geistigen und körperlichen Gesundheit schadet. Das kann sich in der Folge negativ auf dein Verhalten und somit auf deine Beziehungen auswirken. Oder du gehst das Problem entschlossen an, indem du es dir eingestehst, mit jemandem darüber sprichst, die Auslöser findest und einen Aktionsplan zur Lösung des Problems aufstellst. Grüble über ein Problem nicht nach, sondern rekonzeptualisiere es; das heißt: Betrachte das Problem als eine Gelegenheit, zu wachsen, zu lernen, dich weiterzuentwickeln und deine Stressresilienz zu erhöhen.

12 | Übe dich in Tiefatmung

Sobald du beginnst, dich deprimiert, angespannt, besorgt, ängstlich oder panisch zu fühlen, atme tief in den Bauch. Das hilft, den Cortisolspiegel in Gehirn und Körper zu senken, der deine Wahrnehmung blockiert, und lässt dich entspannen. Wenn du hyperventilierst, verschlimmerst du deinen Zustand höchstens noch, während tiefes, langsames Atmen dich beruhigt und neben dem Cortisolspiegel auch den Adrenalinspiegel senkt. Es lässt deine HPA-Achse (die die Stressreaktion steuert) für dich und nicht gegen dich arbeiten; sie macht dich bereit für positives Handeln. Hier ist eine empfehlenswerte Technik zur Atemkontrolle, die ich selbst auch oft anwende: Atme vier Sekunden lang tief ein, halte vier Sekunden lang den Atem an und atme dann vier Sekunden lang wieder aus. Du kannst auch durch das eine Nasenloch ein- und durch das andere wieder ausatmen; das hilft ebenfalls, sich zu entspannen.

13 | Lass dich auf Gespräche mit Menschen ein, die andere Standpunkte vertreten

Eine großartige Möglichkeit, dein Gehirn aktiv zu trainieren, besteht darin, dich mit Menschen zu unterhalten, die andere Meinungen und Überzeugungen haben. Du lernst nicht nur etwas dazu, sondern dein Gehirn muss sich auch besonders anstrengen, um die Informationen zu verarbeiten. Diese geistige Stimulation ist sowohl für deine körperliche als auch für deine mentale Gesundheit gut. Achte nur immer darauf, unvoreingenommen zuzuhören, ohne aufgeblasen oder überheblich zu sein oder dein Gegenüber zu verurteilen. Ob du zuhörst oder sprichst – tu es mit dem Ziel, zu lernen und zu wachsen.

14 | Praktiziere »bewusste Prokrastination«

»Bewusste Prokrastination« kann für dich zu einer Möglichkeit werden, unnötige Ängste in deinem Leben zu reduzieren. Es bedeutet nichts anderes, als mit Unvollständigkeit leben zu lernen: Du kannst nicht immer alles auf einmal erledigen, also solltest du in deinem Kopf einen abgetrennten Bereich schaffen, in dem du nicht erledigte Aufgaben für später ablegen kannst. Finde zu der Einstellung, dass es okay ist, Nein zu sagen und etwas nicht sofort zu erledigen. Vielleicht musst du auch die Fristen, die du dir selbst setzt, neu bewerten; möglicherweise sind sie unrealistisch und bereiten dir mehr Stress als nötig. Gibt es Bereiche in deinem Leben, bei denen du dir vorstellen kannst, so vorzugehen?

15 | Infrarot-Therapie dient der geistigen und körperlichen Gesundheit

Wärme ist wohltuend. Zahlreiche Studien haben gezeigt, dass die Rotlichttherapie eine Möglichkeit ist, die mentale, kognitive und körperliche Gesundheit wiederherzustellen und zu verbessern. Natürlich ist auch das kein »Allheilmittel« für Verstand und Gehirn; so etwas gibt es nicht. Ein Leben der mentalen Selbstfürsorge zu führen bedeutet, dass man auf *alle* Aspekte der geistigen und körperlichen Gesundheit achtet, einschließlich solcher wie Denkverhalten, Ernährung, Schlafgewohnheiten und Bewegung. Als Teil dieses ausgewogenen, auf den Geist ausgerichteten Ansatzes, gesund zu leben, kann die Rotlichttherapie ein echtes Plus sein. Das Rotlicht-Spektrum hat die besondere Eigenschaft, unsere Zellen zu stimulieren, vor allem die Mitochondrien (die Kraftwerke unserer Zellen); das kurbelt die

Adenosintriphosphat-Produktion an und versorgt unseren Körper mit mehr Energie, wodurch er leistungsfähiger wird. Diese Steigerung der Mitochondrialfunktion und der Durchblutung kann zu einer Abnahme entzündlicher Prozesse führen, zu erholsameren Schlafmustern, gesünder wirkender Haut, effektiverer Muskelerholung, weniger Gelenkschmerzen, verminderten Stimmungsschwankungen, einem verbesserten Gedächtnis und vielem mehr.

16 | Verlass dich nicht zu sehr auf »Selbsthilfe«

In vielen Fällen erweist sich die Selbsthilfe-Industrie als problematisch, weil sie die Vorstellung propagiert, man müsse sich ganz auf sich selbst konzentrieren, um besser zu werden. Das widerspricht unserer Biologie und dem Aufbau unseres Gehirns: Wir brauchen andere Menschen, um besser zu werden, und wir brauchen einander, um zu gesunden. Natürlich ist es wichtig, an uns selbst und an unserer geistigen, körperlichen und emotionalen Gesundheit zu arbeiten, aber wir sollten uns auch bewusst um unsere »soziale Gesundheit« kümmern. Überlege dir, wie du gezielt zur Gemeinschaftsbildung beitragen kannst: Starte eine Freiwilligengruppe oder einen Buchclub, geh zur Gesprächstherapie oder kümmere dich um jemanden in deinem Umfeld, dem es erkennbar schlechtgeht. Die Möglichkeiten sind endlos.

17 | Geh öfter spazieren

Suchst du nach einer Möglichkeit für schnellen Stressabbau? Brauchst du ein Mittel, das gegen Angstzustände wirkt? Oder fehlt dir einfach ein Kreativitätsschub? Dann unternimm einen Spaziergang im Freien. Frische Luft, Natur und körperliche Bewegung gehören zu den wirksamsten Antidepressiva.

18 | Gib dir Zeit, zu vergeben

Wenn du von jemandem verletzt wurdest, sei nicht zu hart zu dir selbst, wenn du dieser Person nicht sofort verzeihen und mit der Sache nicht gleich abschließen kannst. Versuche aber andererseits auch nicht, dir etwas vorzumachen und so zu tun, als wäre alles okay, wenn es das nicht ist, denn Gefühle oder Emotionen kann man nicht einfach loswerden, wegbeten oder unterdrücken – das sind physische Strukturen im Gehirn, deren Abbau Zeit und Mühe erfordert. Heilung braucht Zeit. Sei mitfühlend und geduldig mit dir selbst. Gestehe dir als Erstes deine Gefühle ein und komme zu dem Schluss, dass du sie nicht länger haben willst. Dann wende mentale Selbstfürsorgetechniken an, wie etwa die Rekonzeptualisierung (die Umgestaltung deiner Gedanken und der damit verbundenen Gefühlsregungen), um dein

Gehirn zu entgiften. Es hilft auch, mit jemandem über die Gefühle zu sprechen und/oder sie aufzuschreiben – das lässt dich Klarheit gewinnen und rückt die Dinge in die richtige Perspektive.

19 | Manchmal hilft es, sich mehr auf die Fakten zu konzentrieren

Negative Gedanken oder Emotionen annehmen zu lernen, kann extrem unangenehm sein, aber es ist notwendig, um das zu überwinden, was sie verursacht hat. Um diesen Prozess ein wenig zu erleichtern, solltest du dich nicht allein auf deine Gefühle konzentrieren; konzentriere dich in der jeweiligen Situation mehr auf die Fakten oder auf das, was logisch erscheint, und stelle dir Fragen. Ein Beispiel: Du hast eine E-Mail erhalten und die hat dich gestresst und beunruhigt. Statt dich nur darum zu drehen, wie du dich fühlst, bis du Panik bekommst, konzentriere dich auf den Inhalt der E-Mail. Was sagt diese Person? Warum bist du deshalb so gestresst und aufgewühlt? Was sind die Fakten in dieser Situation? Könnte es sein, dass diese Person recht hat und du zu empfindlich reagierst? Gibt es an dieser

Situation etwas, aus dem du lernen kannst? Beruht dein Denken auf Annahmen oder auf Tatsachen? – Wenn du konsequent so vorgehst, wird die Konzentration auf die Fakten mit der Zeit zur Gewohnheit für dich. Und dein Leben wird auf Dauer entspannter sein.

20 | Unterdrücke Angstgefühle nicht

Angst ist oft ein Symptom für unverarbeitete und unterdrückte Emotionen. Wenn du etwas Negatives fühlst oder etwas, das du für dumm oder peinlich hältst, unterdrücke oder ignoriere diese Gefühle nicht. Gestehe sie dir ein, lerne daraus und rekonzeptualisiere sie.

21 | Optimiere deine Ernährung und stärke so deine mentale Gesundheit

Hier sind drei einfache Ernährungstipps, die deine Gehirnleistung und deine geistige Gesundheit verbessern:

1. Setze dich zum Essen hin.

2. Fördere die Gesundheit deiner Darmflora, zum Beispiel durch den Verzehr zuckerarmer, möglichst naturbelassener Lebensmittel und die Einnahme von Probiotika.

3. Vermeide raffinierten Zucker und schränke die Aufnahme von industriell verarbeiteten Kohlenhydraten ein.

22 | Akzeptanz ist wichtig

Selbstvertrauen entsteht oft, wenn man sich Einflüssen, Umständen oder Situationen aussetzt, die sich der eigenen Kontrolle entziehen. Wenn du lernst, deine Gefühlsreaktionen zu akzeptieren, Feedback anzunehmen und beides gewissermaßen zu »verstoffwechseln«, gibt dir das den Schlüssel zur Stärkung deines Selbstvertrauens. Du kannst zum Beispiel damit beginnen, dass du gewissen Situationen nicht mehr aus dem Weg gehst, sondern dich bewusst ungeschützt zeigst und gezielt Feedback suchst – egal, wie es ausfällt. Dann rekonzeptualisierst du alle negativen Rückwirkungen oder Emotionen, indem du sie als Chance zum Wachsen und Lernen begreifst. Welche Gelegenheit hast du heute, dich in Akzeptanz zu üben?

23 | Arbeite an deinen Unsicherheiten

Wenn man mit Eifersucht, Unsicherheit oder Neid zu kämpfen hat (was auf die meisten von uns zutrifft), kann es hilfreich sein, sich Folgendes zu merken:

1. Das Leben ist kein Nullsummenspiel. Nur weil es jemandem gut geht, wird deine eigene Chance auf Wohlergehen nicht geringer; es gibt kein »Erfolgs-Reservoir«, das irgendwann geleert ist. Je erfolgreicher wir alle sind, desto mehr profitieren wir alle davon – je größer der Kuchen wird, desto mehr Menschen bekommen ein Stück davon ab.

2. Verfange dich nicht in der Scham und den Schuldgefühlen, die auf solche Gefühlsregungen folgen. Gestehe sie dir vielmehr ein (sieh es als positiv an,

dass du dir ihrer bewusst bist) und dann achte darauf, was sie dir sagen. Vielleicht musst du in einem bestimmten Bereich an dir arbeiten? Vielleicht musst du dazu etwas tiefer graben? Unangenehmen Gefühlen solltest du immer auf den Grund gehen – es ist wichtig, sie nicht zu unterdrücken.

24 | Lass dich nicht von deinen Misserfolgen bestimmen

Verwechselst du Versagen als Handlung mit Versagen als Identität? Allzu oft bringen wir uns selbst in seelische Bedrängnis, weil wir bei uns oder bei anderen das Versagen als Teil der Person sehen. Tatsächlich aber sollten wir Versagen als das betrachten, was es ist: eine äußere Handlung, die nichts damit zu tun hat, wer jemand ist. Es ist wie Stolpern – du fällst hin und stehst einfach wieder auf. Wenn wir das Scheitern zu einem Teil unserer Identität machen, gewinnt es den Charakter von etwas Dauerhaftem. Sei also vorsichtig damit, dich selbst oder jemand anderen als Versager zu bezeichnen. Besser ist es, man sagt: »Es hat Fehler gegeben, aber die liegen in der Vergangenheit« und konzentriert sich auf das, was man aus der Situation gelernt hat. Sieh »Versagen«

als eine Handlung, als Verb und nicht als Attribut – zur Personenbeschreibung taugt dieses Wort nämlich nicht!

25 | Stütze deine Worte und Taten nicht auf bloße Vermutungen

Achte immer gut darauf, dass das, was du denkst, sagst und tust, nicht bloß auf Annahmen beruht. Kennst du alle Fakten? Wenn nicht, fügen sich deine Annahmen als feste Strukturen in dein Gehirn ein und schaffen Realitäten, die aus Halbwahrheiten, Fehlinformationen und in vielen Fällen aus Lügen bestehen – und das wirkt sich negativ auf deine geistige Gesundheit aus.

26 | Achte darauf, wie du Situationen beurteilst

Oft ist es nicht die Situation an sich, die uns Kummer macht; vielmehr ist es unsere Einschätzung der Situation, die uns entweder Kummer oder Freude empfinden lässt. Wir müssen immer genau darauf achten, wie wir Dinge wahrnehmen und beurteilen. Bevor du reagierst, solltest du dir Fragen stellen wie: *Ist diese Situation wirklich so schlimm, wie es scheint? Ziehe ich voreilige Schlüsse?* Du könntest dich auch fragen, *warum* diese Situation dich so aufregt. Und vergiss dabei nicht: Du hast vielleicht keine Kontrolle über die Situation, aber du hast die Kontrolle über deine Wahrnehmungen und deine Urteilsbildung – sie zu steuern trägt entscheidend dazu bei, toxische Strukturen in deinem Gehirn zu reduzieren. Als Folge davon nimmt der seelische Stress in deinem Leben ab.

27 | Lass dich von Neugier leiten

Eine »Leidenschaft« zu verfolgen, als handle es sich dabei um eine einzelne, feststehende Sache, kann sehr stressig sein. Wenn du dich ganz darauf konzentrierst, diese »eine Sache« zu finden, verpasst du womöglich viele andere interessante Gelegenheiten. Manchmal folgt man besser dem, was einen neugierig macht, denn nicht selten entwickelt sich daraus tatsächlich eine Leidenschaft. Mach dir also keinen Stress, wenn du nicht diese eine große Leidenschaft hast und stattdessen lieber viele verschiedene Dinge genießt. Und verurteile andere nicht, die immer wieder etwas Neues ausprobieren und noch nicht wissen, was ihr Ding ist. Jeder hat seinen eigenen Weg. Worauf bist du heute neugierig?

28 | Starte mit drei Gedanken in den Tag

1. Das Leben ist kurz und kann jeden Moment enden. Wie würdest du gerne deine letzten Momente verbringen?

2. Heute wird ein guter Tag, egal, was passiert, denn du kannst deine Reaktionen kontrollieren. Aus negativen Momenten kannst du Lernchancen machen.

3. Kaum ein Wunsch ist stärker als der, wichtig zu sein, ernst genommen zu werden und dazuzugehören. Wie kannst du heute dazu beitragen, dass jemand sich wichtig, zugehörig, gebraucht und verstanden fühlt?

29 | Erkenne den Unterschied zwischen emotionalem und besonnenem Reagieren

Es gibt einen großen Unterschied zwischen einer emotionalen und einer besonnenen Reaktion. Eine emotionale Reaktion ist oft reflexhaft und impulsiv, während eine besonnene Reaktion auf einer bewussten Entscheidung beruht. Jeden Tag stehen wir vor der Wahl: Wir können emotional reagieren – was zur Bildung von toxischen Gedankenmustern führen kann, die sich negativ auf unsere psychische Gesundheit auswirken und unseren Beziehungen schaden – oder wir können lernen, besonnen und kontrolliert zu reagieren.

Besonnenes Reagieren erfordert, dass man zuerst die Fakten sammelt und sich Zeit zum Nachdenken nimmt, bevor man spricht, und sich bewusst macht, dass jeder Gedanke und jedes Wort eine Realität erzeugt, die Auswirkungen auf einen selbst und auf die Mitmenschen hat.

Eine besonnene Reaktion gibt *uns* das Heft in die Hand, während eine rein emotionale Reaktion jemand oder etwas anderem die Kontrolle über uns gibt. Was muss sich ändern, damit du besonnen reagieren kannst, anstatt emotional zu reagieren?

30 | Die wichtigsten Gespräche führst du mit dir selbst

Was sagst du zu dir selbst, wenn du allein bist? Welche Art von Welt erzeugst du für dich mit deinen Gedanken, Worten und Taten? Sei ehrlich zu dir und nimm dir jeden Tag etwas Zeit – finde heraus, wie du über dich selbst denkst und was du dir sagst. Mit deinen Worten und Gedanken erschaffst du deine Realität, gib also immer gut acht.

31 | Welche Art von Rat gibst du anderen?

Welche Ratschläge erteilst du am häufigsten? Achte darauf, denn das könnte dir einen Hinweis darauf geben, was du in deinem eigenen Leben noch in Angriff nehmen musst.

32 | Sei geliebten Menschen gegenüber offen

Wenn es dir schwerfällt, offen zu sein, und du nicht gerne über deine Gefühle sprichst, dann ermutige ich dich, tapfer zu sein und dich verwundbar zu zeigen. Taste dich vor und lass dich auf das damit verbundene Unbehagen und die Unsicherheit ein. Merke dir: Es ist viel mutiger, sich Gefühle einzugestehen, als sie zu unterdrücken. Erst wenn du dir deine Gefühle eingestehst, kann der Heilungsprozess beginnen.

33 | Schließe dich mit anderen zusammen

Forschungen zeigen, dass das Risiko eines verfrühten Todes generell in dem Maße abnimmt, wie wir in eine Gruppe eingebunden sind. Beziehungen jeglicher Art können unsere Überlebenschancen im Fall einer ernsthaften Erkrankung um bis zu 50 Prozent verbessern. Wie könntest du dich mehr in die Gemeinschaft einbringen? Überlege dir, wie du dich einer Gruppe anschließen und so neue Sozialkontakte knüpfen könntest.

34 | Flippe aus, ohne durchzudrehen

Wenn etwas Frustrierendes oder Schlimmes passiert und du dir Luft machen musst, stelle den Timer deines Smartphones auf fünf Minuten. In diesen fünf Minuten kannst du schreien, weinen, brüllen und tun, was immer du tun musst, um alles rauszulassen. Wenn diese fünf Minuten um sind, zwinge dich, innezuhalten, und sage: »Darauf, was passiert und wie die Dinge laufen, habe ich keinen Einfluss, aber wie ich darauf reagiere, das liegt in meiner Hand.« Das hilft dir, nach vorne zu schauen und dich nicht auf das Problem zu fixieren.

35 | Kritisierst du andere?

Ertappst du dich dabei, dass du schnell urteilst und kritisierst? Wenn andere sich verändern, kritisieren wir sie oft nur deshalb, weil wir durch ihre Veränderung gezwungen sind, uns um unsere eigenen Baustellen zu kümmern. Achte darauf, wie du auf das Leben anderer Menschen reagierst, denn deine Reaktion könnte ein Signal sein, dass du dich mit etwas in deinem eigenen Leben befassen musst.

36 | Achte auf eine gute Streitkultur

In Auseinandersetzungen vergiss nie: Du und dein Gegenüber – ihr seid keine Feinde! Nimm es nicht als Angriff auf deine Person; vielmehr tretet ihr gemeinsam gegen das Problem an. Unterscheide zwischen dem Menschen und dem Problem.

37 | Glaube nicht, die Gefühle und Gedanken anderer zu kennen

Unterstellung ist die Mutter aller Missverständnisse. Oft stellen wir unsere eigene These auf über das, was gesagt oder getan wurde, und anstatt um Aufschluss oder Klarstellung zu bitten, bleiben wir einfach bei dem, was wir glauben, gehört oder gesehen zu haben. Dieses Denkverhalten wirkt oft schädlich und kann zu psychischen Problemen führen. Erspare dir also Kummer und Ärger, indem du um eine Erläuterung bittest und auch deine eigenen Gedanken immer wieder hinterfragst: *Ist das, was ich denke, wahr? Kenne ich alle Fakten? Schätze ich diese Person vielleicht falsch ein? Deute ich die Situation nicht richtig?* – Nur weil du etwas denkst, heißt das nicht, dass es auch wahr wäre.

38 | Pass auf, was du über dich selbst denkst und sagst

Achte darauf, welche Eigenschaften du mit deiner Identität verbindest. Nimm dir heute ein paar Momente Zeit, um zu prüfen, welche Merkmale du dir zuschreibst und wie du dich selbst siehst. Eignest du dir irgendetwas unnötigerweise an? Anstatt zum Beispiel »meine Ängste« zu sagen, könntest du deine Gefühle so beschreiben: »Ich kämpfe momentan mit Angst.« Lass nicht zu, dass deine Probleme definieren, wer du im Kern bist, denn das kann dich eingesperrt halten und deine Heilung verhindern.

39 | Nimm Workaholics nicht zum Vorbild

Wir müssen aufhören, Leute zu feiern, die vor lauter Arbeit kein Wochenende kennen; stattdessen sollten wir uns die zum Vorbild nehmen, die zu einer guten Work-Life-Balance gefunden haben. Dass unsere Kultur im Workaholic ein Ideal sieht, ist ein wesentlicher Grund für die Zunahme von mentalem, emotionalem und physischem Burnout. Stellst du die Arbeit über deine Beziehungen? Denkst du, dein Selbstwert ließe sich über dein Arbeitspensum definieren? Überdenke dein Verhältnis zur Arbeit und überlege, wie du deine Einstellung ändern kannst.

40 | Beginne und beschließe den Tag auf gute Weise

Sage dir beim Aufwachen, dass der heutige Tag ein großartiger wird, und überlege allein oder zusammen mit deinem Lieblingsmenschen, warum er das wird. Genauso vor dem Schlafengehen: Denke darüber nach und sprich darüber, weshalb dein Tag großartig war. Wenn du dies regelmäßig tust, trainierst du damit dein Gehirn, sich stärker auf das Positive zu konzentrieren; unsere Erwartungen verändern die Struktur unseres Gehirns auf eine gute Weise. Wie willst du künftig in den Tag starten?

41 | Es ist nicht schlimm, wenn deine Kinder mitbekommen, dass du Fehler machst

Als Eltern haben wir oft ein schlechtes Gewissen, wenn wir vor den Augen unserer Kinder Fehler machen. Aber wir sollten weder versuchen, unsere Fehler zu vertuschen, noch uns von Scham und Schuldgefühlen beherrschen lassen. Vielmehr sollten wir unsere Fehler als unschätzbare Lerngelegenheiten für unsere Kinder begreifen, die sie darauf vorbereiten, auch die schwierigen Seiten des Lebens erfolgreich zu meistern. Wir müssen mutig genug sein, unseren Irrtum zuzugeben, und stark genug, den Fehler zu korrigieren und nach vorne zu blicken. Wir müssen unseren Kindern beibringen, verwundbar, offen und ehrlich zu sein, und ihnen vorleben, wie man aus einem Fehler eine Gelegenheit zur Weiterentwicklung macht.

42 | Nur weil du etwas glaubst, ist es noch lange nicht wahr

Wenn du feststellst, dass du dir über etwas den Kopf zerbrichst, dass du ängstlich oder wütend bist oder von irgendwelchen anderen toxischen Emotionen geplagt wirst, nimm dir ein paar Minuten Zeit. Überprüfe deine Gedanken und finde heraus, ob sie angemessen und sachlich korrekt sind: Gehst du von Vermutungen aus? Machst du aus einer Mücke einen Elefanten? Im nächsten Schritt überprüfe dein Denken; sprich mit jemandem über das, was du denkst, um eine andere Perspektive und zusätzliche Hinweise zu erhalten. Entscheide dich dann, den unwahren Gedanken durch die Wahrheit zu ersetzen, auch wenn die vielleicht nicht immer angenehm ist. Vielleicht bist du ja derjenige, der für die Situation verantwortlich ist oder der sich irrt. Wie dem auch sei – es ist besser, dich jetzt der Realität zu stellen, als weiterhin toxische Strukturen in deinem Gehirn aufzubauen, die sich auf dein Leben auswirken und deine psychische Gesundheit beeinträchtigen.

43 | Lerne, mit Stress umzugehen

Man sollte unbedingt lernen, wie man richtig auf Stress reagiert und konstruktiv mit ihm umgeht, denn so gewinnt man mentale Stärke und baut Stressresilienz auf. So gewappnet kannst du mit jeder Stresssituation gut fertigwerden. Lege eine Strategie fest, damit du sofort weißt, was zu tun ist, wenn du wegen irgendetwas unter Stress gerätst. Je öfter du in einer guten Art und Weise darauf reagierst, desto mehr stärkst du die gesunden Erinnerungen in deinem Gehirn und baust dein psychisches Immunsystem auf.

44 | Bestimme selber, was für dich Erfolg ist

Wenn nicht du festlegst, was du unter Erfolg verstehst, tut es die Gesellschaft für dich. Wann hast du das letzte Mal wirklich lange und intensiv darüber nachgedacht, was du in deinem Leben als Erfolg bezeichnen würdest? Nimm dir heute ein paar Minuten Zeit und schreibe auf, wie Erfolg in deinem eigenen Leben aussieht – auf persönlicher, beruflicher, geistlicher, körperlicher, mentaler und emotionaler Ebene –, und dann denke nach über das, was du aufgeschrieben hast. Schau dir deine Notizen regelmäßig an, um festzustellen, ob du noch auf Kurs bist; aber bleibe immer flexibel, was die Details und den Weg angeht.

45 | Sieh das Leben nicht als Wunschautomat

Lebe nicht mit der Einstellung, vom Leben immer nur etwas zu erwarten. Frage dich vielmehr: *Was erwartet das Leben von mir?* Eine permanente Erwartungshaltung gegenüber dem Leben macht blind für die eigene Verantwortung und führt mit großer Wahrscheinlichkeit zu Desillusionierung, zu Angst aufgrund von Kontrollverlust und zu anderen psychischen Problemen. Wer sich hingegen in einer aktiven Rolle sieht, gewinnt die Kontrolle zurück, übernimmt aber auch mehr Verantwortung. In meiner Praxis und meiner Forschung konnte ich folgende Feststellung machen: Diejenigen, die davon ausgehen, eine gewisse Kontrolle über ihr Leben und ihre Entscheidungen zu haben, kämpfen seltener mit psychischen Erkrankungen. Deshalb mache es dir zur Gewohnheit, dich zu fragen: *Was erwartet das Leben von mir? Kann ich irgendetwas besser machen? Wie kann ich mehr Verantwortung übernehmen für meine Gedanken, Entscheidungen und Taten?*

46 | Plane »Besinnungspausen« ein

Schaffe immer wieder bewusst Momente, in denen du einfach dasitzen, nachdenken und für dich sein kannst. Ich nenne diese Momente »Besinnungspausen«; für die geistige Gesundheit sind sie unerlässlich. Nutze diese Zeit zur Selbstreflexion – du kannst auch Tagebuch führen, etwas Neues erlernen, meditieren, beten oder einfach nur träumen. Ich empfehle dringend, die Zeit, die du hierfür freihalten willst, in deinen Terminkalender einzutragen, damit du diese Pausen nicht vergisst oder womöglich ganz aufgibst. Mir persönlich zeigen diese Momente oft, in welchem Bereich mein Denken toxisch ist und an welchen schlechten Gewohnheiten ich noch arbeiten muss.

47 | Nutze freie Zeit, um dein Gehirn zu trainieren

Mach es dir zur Gewohnheit, die freien Momente deines Tages für den Aufbau deines Gehirns und die Erweiterung deines Wissens zu nutzen. Das kann zum Beispiel die Zeit morgens sein, während du dich für den Tag fertig machst, oder beim Autofahren, beim Spazierengehen, während du auf einen Termin wartest und bei vielen anderen Gelegenheiten. Anstatt in den sozialen Medien durch die Timelines zu scrollen, lies lieber ein Buch oder höre dir einen Podcast, ein TED-Interview oder ein Hörbuch an. Achte immer darauf, wie du die freien Momente des Tages nutzt, denn übers Jahr summieren sich diese wenigen Augenblicke zu vielen Stunden.

48 | Hab keine Angst vor Auseinandersetzungen

Eine Stunde lang fair streiten kann jahrelange Beziehungsprobleme ersparen. Wir müssen aufhören, uns vor Streitgesprächen zu fürchten. Wir sollten Probleme nicht »unter den Teppich kehren«, sondern lernen, wie man mit Meinungsverschiedenheiten richtig umgeht. Nur wenn wir alles aussprechen, können wir zu den Kernproblemen vorstoßen und auch in unseren Beziehungen Heilung finden – geistig, körperlich und emotional.

49 | Wie redest du mit anderen Menschen?

Drängt die Art, wie du dich ausdrückst, andere in die Defensive? Es ist enorm wichtig, darauf zu achten, wie man Sachverhalte formuliert und welche Worte man wählt. Vermeide Aussagen wie »Du tust *immer* ________« und »Du bist *nie* ________«. Auch Schuldzuweisungen solltest du unterlassen. Versuche, in dich zu gehen und dich zu fragen, ob du für die Situation möglicherweise mitverantwortlich bist. Gibt es ein zugrunde liegendes Problem, das bisher nicht angesprochen wurde? Streiten kann sehr gut sein für Beziehungen, wenn man es richtig anstellt. Ein wichtiger Tipp: Lerne, dich so auszudrücken, dass es nicht provozierend oder problemverschärfend wirkt.

50 | Drücke dich nicht vor schwierigen Aufgaben

Je länger du eine unangenehme Aufgabe vor dir herschiebst, desto mehr Zeit hast du, über sie nachzudenken, wodurch diese Aufgabe nur noch unangenehmer und stressiger wird. Mach es dir zur Gewohnheit, solche Aufgaben als Erstes zu erledigen, damit sie nicht zu einer psychischen Belastung werden; das reduziert die Angst und den Stress, der mit dieser Aufgabe verbunden ist, und trägt zur Verbesserung deiner geistigen Gesundheit bei. Was könntest du heute erledigen, das du schon eine Weile aufgeschoben hast?

51 | Beuge dem Abbau deiner kognitiven Fähigkeiten vor

Machst du dir Sorgen wegen eines möglichen Verlusts deiner kognitiven Leistungsfähigkeit? Oder vielleicht kennst du jemanden, der davon betroffen ist, und du möchtest wissen, wie du helfen kannst? Eine der besten Möglichkeiten, den geistigen Verfall zu verhindern oder zu stoppen, ist die Verbesserung von Kurzzeit- und Langzeitgedächtnis. Dadurch werden die kognitiven Reserven im Gehirn aufgebaut, die mit zunehmendem Alter immer wichtiger werden.

Um dein Kurzzeitgedächtnis zu trainieren, solltest du Dinge wie Einkaufslisten, Telefonnummern, Passwörter, Gedichte, Lieder und anderes auswendig lernen. Um dein Langzeitgedächtnis zu stärken, verbringe mindestens eine Stunde am Tag damit, durch bewusstes, tiefes Nachdenken und Lernen dein Gehirn aufzubauen: Lies lehrreiche Bücher, höre dir einen Podcast über neue, interessante Dinge an und vermittle dieses Wissen einem Freund oder Familienmitglied.

52 | Wenn du im Tief steckst, kümmere dich um andere

Zu einer guten mentalen Selbstfürsorge gehört es, auf andere zuzugehen und ihnen zu helfen – auch dann, wenn wir selbst mit Problemen zu kämpfen haben. Allzu oft drehen sich unsere Gedanken so sehr um die eigenen Schwierigkeiten, dass wir uns nur noch mit uns selbst beschäftigen und unsere Probleme dadurch verschlimmern: Sie kommen uns immer größer vor, weil wir nur noch sie sehen. Anderen zu helfen, fördert nicht nur unsere eigene Heilung, sondern ist auch eine großartige Möglichkeit, alles wieder in die richtige Perspektive zu rücken, Dankbarkeit zu entwickeln und die mentale Widerstandsfähigkeit zu stärken. Manchmal ist es das beste Heilmittel, den Blick nach außen zu richten und anderen zu helfen.

53 | Sei proaktiv beim Aufbau von Beziehungen

Erwarte nicht, dass Leute automatisch einen Draht zu dir finden. Wälze die Verantwortung nicht auf andere ab. Investiere etwas Zeit und analysiere den Zustand deiner Kontakte mit anderen; überlege dabei, wie du bestehende Beziehungen vertiefen könntest. Eine großartige Möglichkeit, proaktiv eine sinnvolle Verbindung zu jemandem aufzubauen, besteht darin, Interesse zu zeigen für das, was diese Person mag (auch wenn es vielleicht nicht so dein Ding ist). Stelle Fragen, höre zu, informiere dich, verzichte auf ein vorschnelles Urteil und bleibe einfach neugierig. Der Kontakt zu Menschen ist eines der besten Antidepressiva.

54 | Werde nicht panisch, wenn du nicht einschlafen kannst

Dreh nicht durch, wenn du im Bett liegst und keinen Schlaf findest. Freu dich stattdessen und sieh die Tatsache, dass du wach bist, als willkommene Gelegenheit. Sage dir: *Ist doch super! Es ist ruhig, keine nervigen Nachrichten oder Mails und keiner, der irgendwas von mir will – eine gute Zeit, um meine Recherchen zu erledigen; ich könnte aber auch endlich dieses tolle Buch lesen oder diese interessante Doku anschauen. Oder ich räume den Schrank auf. Und dann ist da ja noch dieses Projekt, an dem ich endlich ungestört arbeiten könnte!* Begeisterung und Vorfreude senken den Cortisolspiegel, bringen die HPA-Achse (die »Stress-Achse«) ins Gleichgewicht und sorgen dafür, dass der Stress für dich und nicht gegen dich arbeitet; das regt deine Resilienz an und verändert die Aktivität deiner Gene zum Besseren. Entwickle die positive Erwartungshaltung, dass dies eine besondere Zeit nur für dich ist, dann wirst du sie auch klug zu nutzen wissen. Eine solche Denkweise hilft dir, deine Panik unter Kontrolle zu bekommen, und wirkt sich gesundheitsstärkend aus. Eine negative Erwartungshaltung hingegen bringt dir rein gar nichts – sie schädigt dein Gehirn und verschlechtert lediglich deine Laune!

55 | Schlimme Momente entstehen aus schlimmen Erwartungen

Wenn wir immer mit dem Schlimmsten rechnen, fügt sich dieses Denkmuster in unser Gehirn ein und beeinflusst unser Handeln, Verhalten und Reden. Denke immer daran: Mit deinen Erwartungen schaffst du Realitäten. Sage dir, dass schlechte Tage oder Wochen auch wieder vorübergehen, und plane, wie du es feiern willst, dass du sie überstanden hast. Die Vorfreude auf eine Belohnung kann helfen, die Bewältigung der aktuellen Herausforderung als befriedigenden Prozess zu sehen.

56 | Konzentriere dich auf die Gegenwart

In schwierigen Zeiten ist es äußerst wichtig, sich auf das »Jetzt« zu konzentrieren. Hab keine Angst vor der Zukunft und grüble nicht über die Vergangenheit nach, insbesondere nicht über frühere Misserfolge und Fehler. Wenn wir uns zu sehr auf Zukunftsängste und -sorgen einlassen, verlieren wir den Blick für das gegenwärtige Geschehen und dafür, wie sich die Gunst der Stunde nutzen lässt. Beschäftigen wir uns andererseits zu sehr mit der Vergangenheit, bleiben wir in ihr gefangen; wir können dann weder uns der Gegenwart stellen noch den Moment genießen. Indem wir uns vor Zukünftigem fürchten oder Vergangenes bereuen, verstärken wir die damit befassten neuronalen Netzwerke in unserem Gehirn, wodurch wir mentales Chaos verursachen. In schlechten Tagen und Wochen konzentriere dich auf das Heute: Was könntest du tun, um deine momentane Situation zu verbessern? Was kannst du lernen? Und wie ist deine Einstellung dazu?

57 | Spiele nicht herunter, was andere durchmachen

Wie oft hast du schon jemanden sagen hören: »Ach, so schlimm ist das doch nicht« oder »Soundso ist total gestresst, aber der hat doch keine Ahnung, was echter Stress ist« oder »Du meinst, *du* wärst überlastet? Dann leb mal in meiner Welt!« Vorsicht vor solchen Aussagen – sie zeugen von Ichbezogenheit und von mangelndem Mitgefühl und Verständnis für andere. Du kannst nie genau wissen, wie groß der Kummer oder Stress eines anderen ist, weil du nicht derjenige bist, der ihn empfindet. Übe dich also in Empathie und gib dein Bestes, anderen unvoreingenommen zuzuhören, damit du verstehen kannst, was sie dir zu sagen versuchen.

58 | Vertrauen erleichtert den Umgang mit schwierigen Menschen

Wenn man es mit jemandem zu tun hat, der schwierig ist und keine Hilfe will oder sich scheinbar nicht ändern möchte, ist es manchmal sinnvoll, zunächst Vertrauen aufzubauen und die Beziehung zu stärken, indem man sich auf Themen einlässt, die diese Person interessieren. Dabei sollte man zuhören, ohne zu urteilen. Versuche dich aber nicht als Problemlöser! Das bedeutet nicht, dass du das Problem ignorieren sollst – ermögliche einfach eine Unterhaltung, indem du dich auf Themen einlässt, an denen dein Gegenüber Interesse zeigt. So baust du Vertrauen auf und das ist die Grundlage für echte Veränderung. Damit bereitest du den Boden für künftige Gespräche mit Tiefgang und Gehalt und machst die Person empfänglicher für das, was du zu sagen hast. – Du willst schließlich nicht, dass deine Worte nach Überfall und Einmischen klingen.

59 | Hab Freude am Leben

Konzentriere dich bei deiner täglichen Arbeit nicht nur darauf, wie viel du erledigen kannst. Achte stattdessen darauf, wie viel du *lernen* kannst. Das Leben hat so viel zu bieten – nimm es an!

60 | Ziehe keine voreiligen Schlüsse

Es ist wichtig, immer daran zu denken, dass sich hinter den äußeren Handlungen und Worten eines Menschen eine tiefere Botschaft verbirgt. Konzentriere dich auf diese Tatsache und vermeide Schuldzuweisungen und Vorwürfe, besonders in kniffligen Situationen. Behalte das Gesamtbild im Auge: Warum liegt dir diese Person am Herzen? Denke an die Liebe, die du für diesen Freund oder dieses Familienmitglied empfindest.

61 | Ordne deine Gedanken, bevor du zu Bett gehst

Das Geheimnis für besseren Schlaf ist nicht irgendeine Tablette, sondern konsequente mentale Selbstfürsorge und aktives Gedankenmanagement. Wenn in deinem Kopf Chaos herrscht, helfen weder Pille noch Einschlaftricks. Es ist wichtig, immer daran zu denken: Für die Entgiftung von Gehirn und Verstand gibt es keine schnelle Lösung; das geht nur über einen entsprechenden *Lebensstil* – kümmere dich um dein Denken, das ist so wichtig wie Duschen und Zähneputzen. Mentale Selbstfürsorge hält dein Gehirn gesund und repariert den Schaden, der durch toxisches Denken entstanden ist und vielleicht dazu beiträgt, dass du nachts wach liegst.

62 | Schütze deine Psyche beim Umgang mit schwierigen Menschen

Wenn du mit einer schwierigen Person zurechtkommen musst, achte dabei immer auf deine eigene psychische Gesundheit, denn so etwas kann belasten und auslaugen. Sorge dafür, dass du jemanden hast, mit dem du reden kannst und der dir hilft, schwierige Situationen und Gefühle zu verarbeiten. Nutze auch die Vorteile der modernen Technik: Wenn eine schwierige Person anruft, du aber gerade eine Pause brauchst, lass den Anruf auf die Mailbox laufen und schicke dann eine Nachricht, dass du später zurückrufst. Manchmal ist eine Textnachricht besser als ein Telefonat; so kannst du erst einmal klare Gedanken fassen und läufst nicht Gefahr, unbedacht und emotional zu reagieren. Nimm dir grundsätzlich Zeit zum Nachdenken, bevor du antwortest – reagiere niemals impulsiv! Und wenn du dich angegriffen fühlst, stell dir vor, dein Geist wäre von einem Panzer umgeben, der dich vor den »Pfeilen« böser Worte schützt. Das kann dir helfen, deine Emotionen von dem Problem zu trennen und deinem Verstand eine Pause zu gönnen. Mach dir einfach bewusst: *Dies ist kein direkter Angriff auf mich, hier spricht nur der Schmerz meines Gegenübers.* Es ist wichtig, solche klaren Grenzen zu ziehen!

63 | Baue »mentale Autopsien« in deinen Tag ein

Wenn du es mit einer schwierigen Situation oder Person zu tun hast oder wenn dein Tag mal insgesamt schlecht läuft, führe eine »mentale Autopsie« durch. Blicke auf die jüngsten Ereignisse zurück, analysiere sie und finde heraus, warum die Dinge so und nicht anders gelaufen sind. Überlege, was du besser machen könntest, egal, ob es um eine seelische Verletzung geht oder um einen Streit, ein Problem bei der Arbeit oder etwas anderes in der Art. Mentale Autopsien führt man durch, wenn sich ein Fehler oder etwas Außergewöhnliches ereignet hat, um zu sehen, was falsch gelaufen ist (und was in Ordnung war) – so wie bei einer regulären Autopsie eine Leiche untersucht wird, um festzustellen, welche Umstände zu diesem Zustand geführt haben. Der Schlüssel zu einer guten mentalen Autopsie ist *Einsicht*. Wenn du deine Erfahrung zu verstehen beginnst, kannst du sie rekonzeptualisieren (umgestalten) und aus ihr lernen, anstatt dir den Kopf zu zerbrechen und dann doch wieder die gleichen Fehler zu machen. Stelle dir selbst Fragen, beantworte sie und finde im Selbstgespräch heraus, was genau sich da abgespielt hat, warum es geschehen ist, was die Auslöser dafür waren und was sonst noch dazu beigetragen hat. Das hilft dir, Einsicht in das Problem zu gewinnen und zu verstehen, wie es in Zukunft umgangen werden kann oder wie du das nächste Mal besser reagieren kannst, wenn etwas Ähnliches passiert.

64 | Plane, was du ändern oder erreichen willst

Wenn du in deinem Leben feste Gewohnheiten aufbauen willst, solltest du deine Ziele klar definieren und sie so aufschreiben, dass du das große Ganze sehen und dich täglich daran erinnern kannst. Tagebuch, Terminkalender, Gewohnheitstracker und dergleichen leisten dabei gute Dienste. Dinge aufzuschreiben ist sehr wichtig und hilft dir, deine Gedanken zu ordnen, was dich wiederum bessere Entscheidungen treffen lässt, weil du dich und dein Leben von außen betrachten kannst, von einem »neutralen« und weniger emotionalen Standpunkt aus. Verschaffe dir eine klare Vorstellung davon, was du ändern willst und warum.

65 | Wenn jemand in deinem Umfeld Probleme hat, höre dir seine Geschichte an

Wenn du eine Person kennst, die unter Depressionen oder Angstzuständen leidet, und für sie da sein willst, solltest du nicht versuchen, sie zu »reparieren«. Baue stattdessen eine Verbindung auf; höre der Person zu, versuche, ihre Bedürfnisse zu verstehen und lass dich auf ihre einzigartige Geschichte ein. Menschen wollen gehört werden, nicht korrigiert oder »repariert«.

66 | Lass deine Kinder wissen, dass sie traurig sein und Angst haben dürfen

Liebe Eltern und Erziehungsberechtigte: Bringt euren Kindern bei, dass Angst und Niedergeschlagenheit zum Leben gehören und dass diese Gefühle kommen und gehen. Wenn deine Kinder Angst haben oder traurig sind, dann sind sie deswegen nicht gleich »kaputt« oder krank. Werden Kinder zu sehr behütet, trifft sie die Härte des Lebens unvorbereitet. Bring ihnen lieber bei, wie man mit den harten Seiten des Lebens zurechtkommt und wie man schwierige Zeiten übersteht. Zeig ihnen, wie man widerstandsfähig wird, indem du sie durch deine Worte und Taten deine Liebe sehen lässt und offen mit ihnen über deine eigenen Kämpfe sprichst. Schaffe Bedingungen, die deinem Kind die Gewissheit geben, dass es mit dir über alles offen reden kann.

67 | Mach dir bewusst, dass materieller Besitz nicht alles ist

Das Vergnügen an materiellen Dingen ist nie von Dauer, sondern lässt mit der Zeit stets nach. Behalte das im Hinterkopf, wenn du das nächste Mal versucht bist zu denken, dieses Ding, das du unbedingt haben willst, könnte dich auf Dauer glücklich machen.

68 | Betrachte das Glück auf neue Weise

Glück ist weder ein Dauerzustand noch etwas, das sich genau definieren oder messen ließe. Glück ist kein ständiges Gefühl von Freude oder Euphorie. Man kann es nicht kaufen, nicht finden, nicht entdecken. Glück erzeugen wir selber – durch die Art und Weise, wie wir die Ereignisse des Lebens und unsere Erwartungen an diese Ereignisse einordnen und handhaben. Glücklichsein ist jedem zugänglich. Merke dir: Glück findet man nicht, *man erzeugt es.*

69 | Lerne, mit Zurückweisung fertigzuwerden

Wenn du zurückgewiesen wirst, denke nicht gleich, etwas stimme nicht mit dir. Versachliche die Situation, indem du in die Rolle eines Ermittlers oder Detektivs schlüpfst, und betrachte das Geschehen aus einer unvoreingenommenen Position. Das nimmt dem Ganzen den Stachel und hilft dir, Klarheit zu gewinnen und die Situation in eine Lernerfahrung umzuwandeln.

70 | Pass auf, was du denkst

Dein Verstand kontrolliert dein Gehirn,
und dein Gehirn kontrolliert deinen Körper.
Wenn du einen gesunden Körper willst,
brauchst du einen gesunden Verstand.
Körperliche Veränderung beginnt mit
mentaler Veränderung: Du bist (und wirst),
was du denkst.

71 | Erlerne das Nichtstun

Weil die Gesellschaft uns ständig sagt, wir wären nur dann etwas wert, wenn wir permanent arbeiten, haben viele ein schlechtes Gewissen, wenn sie eine Pause oder Urlaub brauchen. Wir idealisieren Menschen, die Überstunden machen, und lassen uns von ihren hektischen Zeitplänen beeindrucken, während wir die Kraft und Schönheit von Ruhe und Entspannung völlig verkennen. Wir müssen begreifen, dass der Geist zwar unerschöpflich ist, das Gehirn aber seine Grenzen hat und Ruhepausen braucht, um gut zu funktionieren. Wir können nur dann unser Bestes geben, wenn wir ausgeruht sind. Deshalb müssen wir unbedingt lernen, von Zeit zu Zeit nichts zu tun, selbst wenn es nur für ein paar Minuten ist, und das dann auch okay zu finden. – Wie kannst du dich heute im »Nichtstun« üben?

72 | Sei Friedensstifter, ohne Ja-Sager zu sein

Bist du ein Friedensstifter oder bloß ein Ja-Sager? Ein *Friedensstifter* versucht, das Gleichgewicht wiederherzustellen und eine Lösung zu finden – und hat dabei den anderen im Blick. Ein *Ja-Sager* hingegen will es jedem recht machen; dabei möchte er sich aber oft nur selbst schützen und Konflikten und Unsicherheiten aus dem Weg gehen, oft bis zu dem Punkt, dass er seine psychische Gesundheit opfert und seine Grundwerte aufgibt.

73 | Entwickle echtes, unvoreingenommenes Interesse

Wenn du das nächste Mal auf jemanden triffst, der sich unhöflich oder verärgert zeigt, versuche Folgendes: Bitte die Person in ruhigem Tonfall um genauere Einzelheiten; frage sie, weshalb sie aufgebracht ist und so frustriert auf dich reagiert. Eine Denkweise, die geprägt ist von echtem, unvoreingenommenem Interesse, verändert deine Körpersprache und deinen Tonfall; das kann dein Gegenüber beruhigen und zwingt es, innezuhalten und nachzudenken, anstatt dich weiter anzugreifen.

74 | Schätze deinen Wert neu ein

Bemiss deinen Selbstwert nicht daran, wie viel du an einem Tag erledigen kannst. Gründe dein Selbstwertgefühl vielmehr darauf, wie viel du an diesem Tag gelernt hast und wie sehr du an deinen Aufgaben gewachsen bist.

75 | Höre auf deinen Körper und denk nicht zu viel nach

Woher weißt du, ob du tiefgründig oder einfach nur zu viel nachdenkst? Dein Körper und dein Verstand werden es dir sagen. Wenn du grübelst, gerätst du unter toxischen Stress und dein Körper reagiert darauf – vielleicht wird dir schlecht oder du bekommst Kopfschmerzen. Dann solltest du deinen Gedanken und Gefühlen unbedingt auf den Grund gehen, um herauszufinden, was deinen Kopf dermaßen auf Hochtouren bringt; nur so kannst du die Ursachen beseitigen. Frage dich, warum du dich wegen bestimmter Dinge so gestresst fühlst. Finde heraus, was tatsächlich los ist und wie du es ändern kannst. Dabei solltest du auch deine Einstellung beleuchten: Wie wirkt sie sich auf deine Fähigkeit aus, mit der Situation richtig umzugehen? Schreibe deine Gedanken auf; das bringt Klarheit in die Sache. Verwandle übermäßiges Denken in *tiefgründiges Denken*.

76 | Kläre Sachverhalte auf, bevor du ins Grübeln gerätst

Wenn du merkst, dass dich eine Situation oder ein Problem übermäßig stark beschäftigt, bitte die Beteiligten in aller Ruhe um eine Klärung, bevor du voreilige Schlüsse ziehst, die nur zu noch mehr Kopfzerbrechen führen. Frage die betreffende Person, was sie dir mit ihren Worten sagen wollte oder welchen Grund sie für ihr Verhalten hatte. Achte darauf, auf die Antwort nicht wütend oder impulsiv zu reagieren; beruhige dich, bevor du etwas erwiderst. Sei geduldig. Die Bitte um nähere Erläuterung wird sicher helfen, Missverständnisse zu vermeiden, die als Folgen von fehlerhafter Kommunikation entstehen.

77 | Nimm dir vor, nicht überempfindlich zu sein

Es ist enorm wichtig, nicht zu viel in Situationen hineinzudeuten. Gehe nicht davon aus, das Gesagte oder Getane wäre nur dazu gedacht, dich zu ärgern. Mach dich nicht zum Opfer. Beschließe vielmehr, ruhig zu bleiben und ganz rational über die Situation nachzudenken. Lass dich dabei nicht von deinen Emotionen überwältigen. Schau gut hin, wie du dich wahrnimmst, und schreibe deine Beobachtungen auf. Überlege dir, wie du anderen einen Vertrauensvorschuss geben könntest, anstatt einfach davon auszugehen, du wüsstest genau, was sie denken.

78 | Lies mindestens eine Stunde am Tag

Lesen baut nicht nur das Gehirn auf, es aktiviert auch unsere Spiegelneuronen und fördert die Sozialkompetenz. Es erschließt die Gehirnareale, die für Empathie, Mitgefühl und Verständnis zuständig sind, und macht uns zu besseren Führungskräften, Lehrern, Eltern und Geschwistern.

79 | Sorge dafür, dass du nicht zu viel isst

Übermäßiges Essen kann der körperlichen *und* der geistigen Gesundheit schaden. Damit du nicht zu viel isst, versuche, beim Essen zwanzig Minuten zu warten, bevor du dir einen Nachschlag holst. Du könntest in der Zwischenzeit eine Tasse Kaffee oder Tee trinken oder einen kurzen Spaziergang machen. So kann dein Gehirn mit deinem Magen »gleichziehen« und erkennen, wie satt du tatsächlich bist. Wenn du zu schnell isst und mit zu viel Ablenkung (Fernseher, Telefon, Essen im Gehen), kann dein Gehirn das Sättigungssignal deines Magens leicht überhören.

80 | Lerne, Kritik zu würdigen

Niemand mag negatives Feedback – wir fühlen uns angegriffen oder beschämt. Aber schlag nicht um dich, sondern nimm dir ein paar Sekunden Zeit und beruhige dich. Denk nach über das, was die Person gesagt hat, und überlege dir eine Antwort. Sag zum Beispiel: »Ich weiß es zu schätzen, dass Sie sich die Zeit genommen und die Mühe gemacht haben, mir das zu sagen. Vielen Dank.« Das macht dich in Zukunft offener für Feedback und hilft dir, besser, kompetenter und schlauer zu werden.

81 | Schreib auf, was dir Unbehagen bereitet

Eine Möglichkeit, wie du herausfinden kannst, was bei dir Anspannung und psychischen Stress auslöst, besteht darin, die Momente zu notieren, in denen du dich unwohl fühlst. Schreib im Detail auf, was passiert ist, was der Auslöser sein könnte, wie du dich gefühlt hast und mit wem du in diesem Moment zusammen warst. Ähnlich hilfreich wie ein Ernährungstagebuch zur Ermittlung von Allergien und Unverträglichkeiten kann ein »Unbehagen«-Tagebuch sein, um den ungelösten Fragen, mit denen du dich auseinandersetzen musst, auf die Spur zu kommen.

82 | Werde dir der Probleme in deinem Leben bewusst

Es ist sehr gut, wenn man sich eines Problems bewusst wird. Auch wenn es sich vielleicht nicht toll anfühlt, wenn man im eigenen Leben etwas Schlechtes erkennt, ist es dennoch ein unglaublich wichtiger Schritt im Heilungsprozess. Nur wenn du dir eines Problems bewusst bist, kannst du anfangen, es zu ändern. Wie oft schon hast du ein Gefühl von Traurigkeit oder Einsamkeit beiseitegeschoben, ohne zu ergründen, *warum* du dich so fühlst? Probleme können nicht dauerhaft ignoriert werden. Freue dich darüber, dass du das Problem erkannt hast, und dann geh den nächsten Schritt und tue etwas, um die Situation zu verbessern. Fällt dir in deinem Leben etwas ein, das du entschlossen angehen und ändern solltest?

83 | Gestehe es dir ein, wenn du neidisch bist

Niemand gibt gerne zu, dass er neidisch ist; dennoch muss man sich sofort damit befassen, denn Neid ist eine sehr gefährliche Gefühlsregung. Neid schädigt das Gehirn und kann zu einer schlechten psychischen Verfassung beitragen. Was ist also der erste Schritt, um mit Neid fertigzuwerden? Gestehe ihn dir ein. Akzeptiere ihn in seiner ganzen Hässlichkeit – denn nur dann kannst du etwas daran ändern. Nimm dir heute etwas Zeit und frage dich, ob es irgendwo in deinem Leben Neid gibt.

84 | Gib nicht auf, auch wenn es länger dauert

Es dauert einundzwanzig Tage, um ein neue Langzeiterinnerung aufzubauen, und dreiundsechzig Tage, um eine neue Gewohnheit zu festigen. Was schließen wir daraus? Veränderung braucht Zeit. Also lass dich nicht entmutigen, wenn du erst mal kein Ergebnis siehst. Sei grundsätzlich zurückhaltend, wenn dir jemand eine Sofort-Lösung verspricht, eine Abkürzung – die Wirkung wird nicht lange anhalten. Echte und bleibende Veränderung braucht Zeit.

85 | Fülle deine Tage mit Dankbarkeit

Sei immer dankbar. Es gibt Menschen, die selbst an deinen schlechten Tagen gerne mit dir tauschen würden. Dankbarkeit gibt uns das Gefühl, dass das Leben lebenswert ist. Das ist von Vorteil für unsere psychische Gesundheit; die positive Wirkung führt dank Rückkopplung zu mehr Resilienz – der Fähigkeit, schnell wieder auf die Beine zu kommen. Wenn man widrige Umstände überwinden und in allen Lebensbereichen gute Ergebnisse sehen möchte, ist Dankbarkeit unerlässlich.

86 | Lächle und lache öfter

Mach es dir zur Gewohnheit, so oft es geht zu lächeln, und fülle dein Leben mit humorvollen Momenten. Untersuchungen zeigen: Lächeln und Lachen stärkt das Immunsystem, lindert Schmerzen, entspannt den Körper und kann sogar die Auswirkungen von ungutem Stress reduzieren.

87 | Nimm dir Zeit für Tagträume

Wahrscheinlich hat man dir irgendwann in deinem Leben gesagt, du sollest aufhören zu träumen. Nun, ich sage dir: Tagträumen ist sehr gut für dich! Wenn du deine Gedanken schweifen lässt, gönnst du deinem Gehirn eine physische Erholungspause und sorgst zugleich für den freien Fluss von Informationen. Dies trägt zur Bekämpfung negativer Denkmuster; zugleich fördert es die Kreativität und die Vorstellungskraft. Nimm dir also jeden Tag ein paar kurze Momente und lass deinen Gedanken freien Lauf!

88 | Ändere deine Einstellung zu Stress

Wusstest du, dass Stress für dich gut sein kann? Wenn du eine stressige Situation als unüberwindbaren Berg ansiehst, gerätst du unter toxischen Stress. Änderst du aber deine Einstellung gegenüber einer stressigen Situation, kannst du auch die Auswirkung beeinflussen. Gut auf Stress zu reagieren, lässt dich wachbleiben, verbessert deine kognitiven Funktionen und erhöht die Denkflexibilität. Vergiss nicht: Wie du eine Situation betrachtest, bestimmt darüber, wie du mit ihr umgehst; also entscheide dich, positiv zu bleiben und Herausforderungen als Wachstumschance und Lerngelegenheit zu sehen.

89 | Ersetze negative, toxische Gedanken durch eine Haltung der Dankbarkeit

Wann immer du niedergeschlagen bist, denk an all das Gute in deinem Leben. Dadurch veränderst du dein Gehirn und deinen Körper zum Positiven: Dankbarkeit kann deine Lebenserwartung, deine Vorstellungskraft und deine Problemlösungskompetenz steigern. Wenn du also an einem Tiefpunkt bist, notiere dir auf Haftnotizen, wofür du dankbar bist, und klebe sie überall dort hin, wo du sie gut sehen kannst. Du könntest auch jemandem eine Nachricht schreiben oder ihn anrufen und ihm sagen, wie dankbar du bist, ihn zu kennen. Denk immer daran: Je mehr Gutes du in den Gegenwartsmomenten deines Lebens siehst, desto zufriedener und erfolgreicher wirst du höchstwahrscheinlich sein – egal, ob in der Schule, im Beruf oder im Leben allgemein.

90 | Begrenze die Zeit für die Problembestimmung

Wenn wir uns mit Herausforderungen konfrontiert sehen, konzentrieren wir uns oft zu sehr auf das Problem und zu wenig auf die Lösung. Im Grunde erkennen wir meist recht gut, *was* wir ändern müssen, aber nicht das Wie oder Wann. Wenn wir zu viel Zeit damit verbringen, über das Problem nachzudenken, können uns die Emotionen, die mit dem toxischen Denkmuster verbunden sind, völlig gefangen nehmen, was zu emotionalem Burnout, geistiger Erschöpfung und verstärkter Anspannung führen kann. Wenn du mit einer bestimmten Situation umgehen musst, oder mit dem Leben allgemein, solltest du dich nicht zu lange mit der Problembestimmung aufhalten – investiere lieber mehr Zeit in die Erarbeitung eines Aktionsplans. Wenn du also das nächste Mal vor einer Herausforderung stehst, überlege dir verschiedene Möglichkeiten, wie du die Situation zu deinem Vorteil nutzen könntest. Ich selbst versuche, mich im Umgang mit negativen Denkmustern oder stressigen Situationen an einen »Drei-Drittel-Plan« zu halten: Ein Drittel meiner Zeit verwende ich, um das Problem zu ermitteln und darüber zu sprechen, ein weiteres Drittel, um die Lösung zu planen, und das letzte Drittel, um die Lösung in eine positive Handlung zu übertragen.

91 | Triff keine Entscheidungen, wenn du müde bist

Das Gehirn hat nur begrenzte Energie und muss wieder aufgeladen werden. Dies geschieht, angepasst an unsere Lebensweise, durch Dinge wie gute Ernährung und ausreichende Bewegung, aber mehr noch durch gute Mind-Management-Techniken. Unser Geist ist grenzenlos und unermüdlich; unser Gehirn hingegen hat seine Grenzen und ermüdet mit der Zeit. Wenn es müde ist, fließen die Botenstoffe nicht so, wie sie sollten, was die Netzwerke im Gehirn überreizen und blockieren kann. Das ist so, als würde man mit kaputten Scheibenwischern durch Starkregen fahren – die Katastrophe wäre vorprogrammiert. Es ist wichtig für die psychische Gesundheit, Pausen in Form von »Denker-Momenten« über den Tag zu verteilen, in denen wir kurz träumen können; ich empfehle etwa eine Minute pro Stunde. Solche Momente verschaffen deinem Gehirn eine Ruhepause, in der es neu starten und sich regenerieren kann. Dies führt zu klareren Gedanken und zu besser organisierten Netzwerken im Gehirn, wodurch du in der Lage bist, kluge Entscheidungen zu treffen, anstatt »aus der Hüfte zu schießen«.

92 | Kultiviere eine »Chancenmentalität«

Natürlich sollten wir immer realistisch bleiben, aber wir müssen auch das haben, was ich eine »Chancenmentalität« nenne. Wenn wir einfach davon ausgehen, dass wir gescheitert sind, nur weil es nicht so läuft wie gewünscht, können wir uns damit selbst den Weg versperren. Wenn wir stehenbleiben, anstatt weiterzumachen, bleibt auch unser Gehirn in einer Negativstress-Schleife hängen und das kann unser geistiges Wohlbefinden beeinträchtigen. Wenn wir jedoch verstehen lernen, dass es mehr gibt als nur Plan A oder Plan B, machen wir uns die natürliche Neigung unseres Gehirns zum Optimismus zunutze, die uns aufzustehen hilft, wenn wir gestolpert sind; dann geraten wir auch nicht gleich unter Stress, wenn sich etwas anders entwickelt als geplant. Unsere Bereitschaft, bei Bedarf umzudenken – vor allem dann, wenn sich unsere Umstände ändern –, fördert unsere geistige Flexibilität, Belastbarkeit, Kreativität und Vorstellungskraft, und all das weckt Hoffnung in uns: Wir versuchen es dann einfach immer weiter, bis wir unsere Ziele erreicht haben! Übe dich also darin, in jeder Situation mehrere Möglichkeiten zu sehen, und halte diese am besten gleich in deinem Tagebuch fest.

93 | Vernetze dich gut mit Menschen, die für dich da sind

Sobald du merkst, dass dein Stress toxisch zu werden droht, solltest du mit Freunden oder mit jemandem aus deiner Familie sprechen (auch wenn es nur ein Telefonat oder eine Textnachricht ist), um die Dinge in die richtige Perspektive zu rücken und mit deiner Angst auf positive Weise umzugehen. Man braucht sich nicht zu schämen, wenn man das Leben zuweilen schwierig findet; aber wenn du deine Emotionen unterdrückst, bringst du Gehirn und Körper dadurch auf ein toxisches Stresslevel und das kann dich an Leib und Seele krank machen. Deshalb sollte man sich in schwierigen Zeiten auf keinen Fall abkapseln – sich mit anderen auszutauschen, aktiviert positive Gen-Schalter im Gehirn, die dessen Widerstandskraft stärken.

Denke immer daran: Der Schlüssel zur Stressbewältigung liegt nicht darin, ständig gute Laune vorzutäuschen, sondern darin, sich rechtzeitig Hilfe zu suchen und auch anderen zu helfen.

94 | Verfalle nicht in eine Opfermentalität

Es ist wichtig, eine Opfermentalität zu vermeiden oder sich von ihr abzuwenden, denn sie kann toxische Stressreaktionen zum Dauerzustand machen und die Widerstandsfähigkeit gegenüber Stresssituationen verringern. Verantwortung für unsere Entscheidungen und unser Leben zu übernehmen, gibt uns das Gefühl, eine gewisse Kontrolle zu haben; wir erkennen, dass wir zwar die Gedanken und Reaktionen anderer Menschen nicht kontrollieren können, aber unsere eigenen Gedanken und Handlungen sehr wohl. Gib also acht, was du sagst, und denke darüber nach, was in deinem Leben abläuft. Siehst du dich immer als Opfer? Übernimmst du Verantwortung für deine Entscheidungen?

95 | Arbeite an deinem Selbstvertrauen

Finde heraus, worin du gut bist. Was findest du toll? Was motiviert dich, morgens aufzustehen und dich dem Leben zu stellen? Lies mehr Bücher, am besten zu allen möglichen Themen, um herauszufinden, was dich interessiert; denke an Zeiten, in denen du besonders glücklich oder zufrieden warst, und versuche, diese Stimmung wieder aufleben zu lassen. Das wird dir helfen, mit der Person, die du bist und die du sein möchtest, in Einklang zu kommen – unabhängig davon, was andere über dich denken. Auch an deine Beziehungen zu Freunden und anderen wichtigen Menschen zu denken, die dich froh machen und bei denen du sein kannst, wie du bist, kann dir dabei helfen, dich selbst in einem positiven Licht zu sehen. Schreib alles auf! Jeder von uns hat der Welt etwas Großartiges zu geben. Lerne, deine Besonderheit zu respektieren und sie zu nutzen; das wird dich von innen heraus motivieren, die bestmögliche Version deiner selbst zu sein. Zudem bewahrt es dich davor, von äußeren Faktoren getrieben zu werden, zum Beispiel von dem, was andere über dich denken.

96 | Setze auf gesunde Gewohnheiten anstatt auf schnelle Lösungen

Wenn es um deine Gesundheit geht, solltest du langfristige Ziele anstreben und nicht auf schnelle oder impulshafte Lösungen setzen. Wenn wir versuchen, unsere Biologie mit Crashdiäten oder Extremprogrammen auszutricksen, erreichen wir unsere Ziele vielleicht in kurzer Zeit – aber der Schaden, den wir unserem Gehirn und unserem Körper damit zufügen, kann gewaltig groß sein. Viel vorteilhafter ist es, Zeit in den Aufbau gesunder Gewohnheiten zu investieren. Begibst du dich auf einen solchen Weg, anstatt einem unrealistischen Ziel nachzujagen, schaffst du damit eine starke mentale Grundlage für echte Veränderung, denn durch Selbstbeobachtung und Disziplin stärkst du deinen Charakter. Richte dein Augenmerk darauf, eine Denkweise und Einstellung zu kultivieren, die Spaß am Fit- und Gesundwerden hat, dann kannst du tatsächlich gute, lang anhaltende Gewohnheiten entwickeln. Anstatt dich also von einer Diät zur nächsten zu hangeln, strebe danach, zu einem vernünftigen Lebensstil zu finden mit gesunden Denk-, Ess-, Schlaf- und Bewegungsgewohnheiten; das wird dir auf lange Sicht Erfolg bescheren. Sobald du für deine körperliche Gesundheit diesen ganzheitlichen Ansatz übernommen hast, kannst du ernsthaft daran gehen, auch jeden anderen Lebensbereich zu verbessern und Verhaltensmuster zu entwickeln, die dich dauerhaft auf einen guten Weg bringen.

97 | Stelle dich der Herausforderung

Herausforderungen können das Beste in uns zum Vorschein bringen. Eine Herausforderung gemeistert zu haben, beschert uns ein Gefühl der Freude über das Erreichte, stärkt den Geist und macht uns bereit für die nächste Herausforderung, bei der wir dann die neu erworbenen Fähigkeiten einsetzen können. Mentales Training baut durch tiefes, bewusstes Nachdenken und Verstehen das Gedächtnis auf und führt zu Lernerfahrungen, denn es erhöht die Anzahl der Neuronen, die sich im Gehirn entwickeln – besonders dann, wenn die Trainingsziele hoch gesteckt sind. Dieses Wachstum von Neuronen und ihrer Dendriten (Speicherplatz für Informationen) ermöglicht den Aufbau langfristiger, nützlicher und sinnvoller Erinnerungen; das stärkt den Verstand und ist die Basis für Erfolg. Beschließe, jeden Tag etwas zu tun, das dich geistig herausfordert: Lies zum Beispiel ein Buch, erlerne eine Sprache oder beschäftige dich mit etwas, das dich interessiert. Plane vorausschauend und wähle etwas, das deine Wissensbasis erweitert und dir hilft, Selbstdisziplin und mentale Widerstandskraft aufzubauen.

98 | Hör auf, dich mit anderen zu vergleichen

Ständiges Vergleichen macht dich auf Dauer schlicht und einfach fertig. Es hindert dich, deine Fähigkeiten richtig einzuschätzen und deinen Verstand in der Schule, am Arbeitsplatz und im Leben sinnvoll zu nutzen. An eines solltest du immer denken: Das Gesetz des Gehirns ist Vielfalt – *den* »normalen« Menschen gibt es nicht. Deshalb sei du selbst; wenn du versuchst, ein Albert Einstein oder eine Céline Dion zu sein, wirst du scheitern. Als jemand anderes wärst du lausig, aber als du selbst bist du das »Perfekte Du«, weil du auf deine völlig einzigartige und wunderbare Weise denkst. Es liegt also an dir, dein persönliches Erfolgskonzept zu entwerfen. Du kannst etwas, das kein anderer auf der Welt kann – das solltest du unbedingt feiern! Entwickle eine *Erwartungshaltung*, wenn du über dich selbst nachdenkst:

Erwarte Großes von dir. Du könntest in einem Tagebuch festhalten, was du gerne tust und was du tun möchtest; so kannst du dich daran erinnern, wenn es dir mal schlecht geht.

99 | Setze Grenzen

Manchmal müssen wir auch im Urlaub arbeiten, wenn eine Frist einzuhalten ist oder sonst etwas Dringendes anliegt. In solchen Fällen ist es wichtig, das Arbeitspensum zeitlich zu begrenzen, das heißt eine bestimmte Zeitspanne dafür einzuplanen (hier hilft ein Wecker oder der Timer deines Smartphones); ist diese vorüber, dann hör auf und ruhe dich aus. Sag nicht bloß: »Ich mach das noch schnell fertig«, denn dann arbeitest du vielleicht stundenlang an Dingen, die nicht unbedingt erledigt werden müssten. Plane die Arbeit so, wie du eine Verabredung zum Mittagessen planen würdest, und anschließend genieße deine Freizeit!

100 | Bleibe auf deinem eigenen Weg

Wenn du unbedingt einen Vergleich ziehen willst, dann vergleiche dich mit deinem Ich von gestern und nicht mit einer anderen Person heute. Jeder ist auf seinem ganz eigenen Weg. Es macht keinen Sinn, auf das Leben eines anderen zu starren und ihn zu beneiden, denn du wirst nie diese Person sein. Konzentriere dich lieber darauf, jeden Tag ein Stück weiterzukommen, auch wenn es nur kleine Schritte sind. Du könntest versuchen, jeden Tag ein bisschen mehr zu trainieren oder mehr Zeit mit Lesen zu verbringen; du könntest auch täglich eine neue Fähigkeit erlernen. Bleibe einfach auf deinem eigenen Weg.

101 | Schreibe jemandem einen Dankesbrief

Wann hast du das letzte Mal einen Brief geschrieben, in dem du dich bei jemandem dafür bedankt hast, dass er Teil deines Lebens ist? Das ist eine der einfachsten Möglichkeiten, deine psychische Gesundheit zu stärken; wie Studien zeigen, steigert diese einfache Geste nicht nur die Zufriedenheit und das eigene Wohlbefinden, sondern stärkt auch auf sinnvolle Weise die Beziehungen zu anderen Menschen – mit einem solchen Brief zeigst du dem Empfänger nämlich, dass du gewillt bist, dir Zeit für die Beziehung zu nehmen.

Schlusswort

Alle reden über Achtsamkeit und darüber, Zeit in sich selbst zu investieren. Nun, mit diesem Buch bist du über bloße Achtsamkeit *hinausgegangen*. Du bist dabei, zu lernen, wie du deinen Verstand *für dich* arbeiten lassen kannst – wie du ihn nutzen kannst, um dein Leben sinnvoll zu gestalten. Du investierst damit in deine mentale Selbstfürsorge und schaffst einen Lebensstil, der die Gesundheit von Gehirn und Körper fördert.

Du weißt jetzt im Ansatz, wie du über das bloße Bewusstwerden deiner Gedanken hinausgehen kannst, wie du nicht bloß zur Ruhe kommst und die Gefühle, Gedanken und Körperempfindungen des Augenblicks wahrnimmst, sondern deine unmittelbaren Reaktionen steuern und nachhaltige, dauerhafte Veränderung bewirken kannst. Du bist nun der »Käpt'n deiner Seele«.

Eines darfst du nie vergessen:
Du verfügst über beträchtliche Ressourcen – dein Verstand ist unglaublich mächtig. Mithilfe deiner Gedanken kannst du deinen Intellekt steigern, deine kognitive Leistung verbessern und dein geistiges und körperliches Wohlbefinden erhöhen. Nutze diese natürlichen Ressourcen – durch sie nimmst du Einfluss auf dein Heute, verleihst deinem Gestern Tiefe und Kontext und machst dein Morgen zu einem spannenden Abenteuer.

Über die Autorin

DR. CAROLINE LEAF ist Kommunikationspathologin und Audiologin und arbeitet seit 1985 auf dem Gebiet der kognitiven Neurowissenschaften. Sie hat sich auf Schädel-Hirn-Traumata (SHT) und Lernbehinderungen spezialisiert, wobei sie sich insbesondere auf die Wissenschaft des Denkens konzentriert, die sich mit dem Denken und Lernen befasst. Sie entwickelte die Theorie der geodätischen Informationsverarbeitung und führte in den 1990er Jahren einige der ersten Forschungsarbeiten zur Neuroplastizität durch, die zeigten, wie der Verstand das Gehirn verändern kann. Ein Großteil ihrer Forschung in den letzten Jahren bestand darin, wissenschaftliche Prinzipien mit der Bibel zu verknüpfen und aufzuzeigen, wie die Wissenschaft zunehmend den Anschluss an die Bibel findet.

Sie wandte die Ergebnisse ihrer Forschung fast zwanzig Jahre lang in der klinischen Praxis an und hält nun weltweit Vorträge und Predigten zu diesen Themen. Sie ist erfolgreiche Autorin vieler Bücher, Artikel und Wissenschaftsbeiträge und moderiert jetzt ihre eigene Sendung bei TBN mit dem Titel *Switch On Your Brain*.

Leafs Leidenschaft ist es, Menschen dabei zu helfen, die Verbindung zwischen Wissenschaft und Bibel als greifbaren Weg zur Kontrolle der eigenen Gedanken und Emotionen zu sehen, damit sie erfahren, wie sie denken, lernen und ihren Lebenssinn finden können.

Caroline und ihr Ehemann Mac leben mit ihren vier Kindern in Dallas, Texas. Weitere Informationen sind auf ihrer Website unter **www.drleaf.com** zu finden.

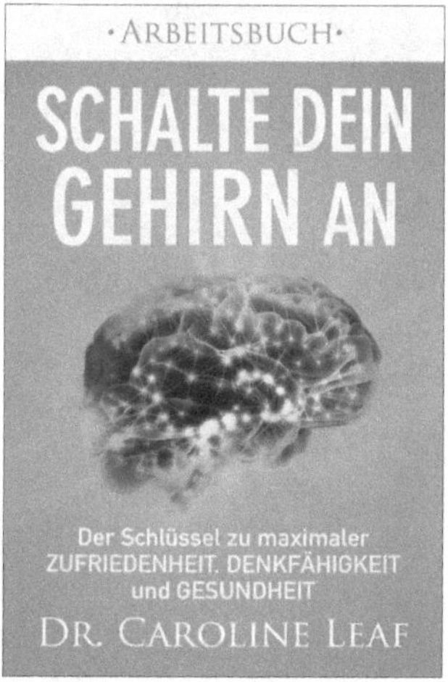
·ARBEITSBUCH·
SCHALTE DEIN GEHIRN AN
Der Schlüssel zu maximaler
ZUFRIEDENHEIT, DENKFÄHIGKEIT
und GESUNDHEIT
DR. CAROLINE LEAF

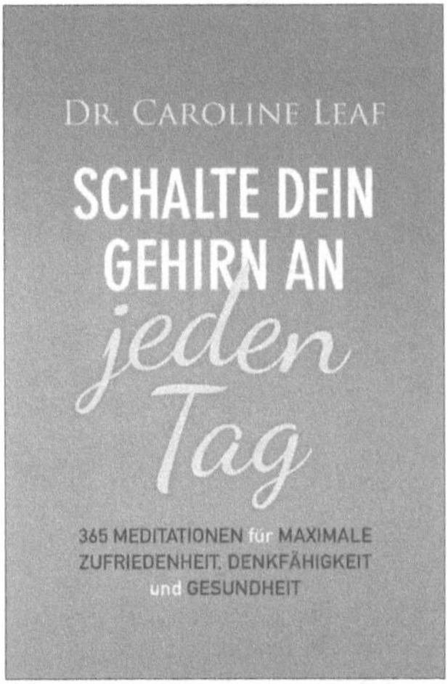

Schalte dein Gehirn an jeden Tag

Forscher sind der Ansicht, dass Krankheiten heutzutage überwiegend das Ergebnis eines toxischen Gedankenlebens sind. Dr. Leaf zeigt, wie man durch korrekte Denkmuster zu besserer Gesundheit gelangt und mithilfe der richtigen Strategien die Vorteile eines entgifteten Gedankenlebens nutzt.

379 Seiten | gebunden | ISBN 978-3-95933-164-7
Auch als E-Book erhältlich.
gracetoday.de